Heilende Nahrungsmittel, Kräuter und Gewürze

Natürliche Prävention und Behandlung der 10 häufigsten Krankheitsbilder

Diabetes, Arteriosklerose, Kopfschmerzen uvm.

Inklusive 100 Rezepten

1. Auflage

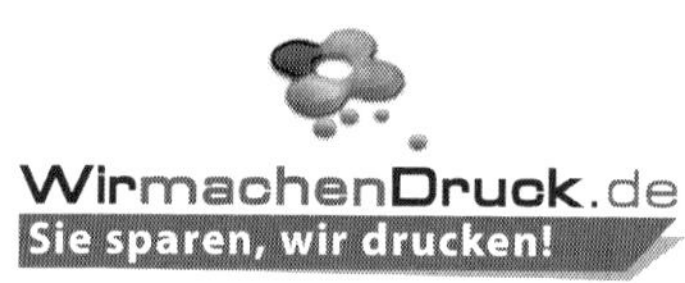
WirmachenDruck.de
Sie sparen, wir drucken!

Es wurden keine Einträge für das Inhaltsverzeichnis gefunden. **Gegen jedes Übel ist ein Kraut gewachsen**

Gegen jedes Übel ist bekanntlich ein Kraut gewachsen. Vielen ist nicht bewusst, dass eben dieses Kraut so einfach in den Alltag integriert werden kann und somit nicht nur zur Vorbeugung, sondern auch zur Behandlung akuter Krankheitsbilder dienen kann. Wir haben uns damit auseinander gesetzt und die besten Nahrungsmittel, Kräuter und Gewürze gegen die häufigsten Krankheitsbilder für Sie zusammengestellt.

Warten Sie nicht auf Anzeichen einer Erkrankung. Beugen Sie auf natürliche Weise vor und helfen Sie Ihrem Körper, sich selbst zu heilen und gesund zu bleiben.

Medizin im eigentlichen Sinne muss nicht immer schlecht schmecken. In diesem Buch erfahren Sie anhand von 100 Rezepten, wo Sie die heilenden Zutaten für Ihre Erkrankung finden und wie Sie diese auf geschmackvolle Art und Weise ganz einfach zubereiten können.

Ihr Körper und Ihr Wohlbefinden werden es Ihnen danken.

Viel Spaß beim Kochen und guten Appetit!

REZEPTÜBERSICHT

Magen- und Darm-Erkrankungen

Sauerampfer – Rumex acetosa

Der Sauerampfer war früher auf jeder Wiese zu finden. Heute wächst er noch vereinzelt, ist aber auf vielen Wochenmärkten sowie in der Apotheke erhältlich.

Sauerampfer wird oft in Salaten durch seinen Zitronengeschmack gemocht und verwendet. Über die Heilwirkung sind sich viele dennoch nicht bewusst. Denn Sauerampfer ist ein wahrer Spender von Vitamin C.

Inhaltsstoffe: Vitamin C, Eisen, Gerbstoffe, Hyperosid, Gerbsäure, Kaliumbioxalat, Flavonglykoside, Oxalsaäure

Sauerampfer wird vor allem bei Schwellungen, Geschwüren, Durchfall, Magenbeschwerden, Leberschwäche und Fieber eingesetzt. Es ist wirkt harntreibend, blutbildend und adstringierend.

Sauerampfer-Smoothie

Zubereitungszeit: 15 Minuten

Schwierigkeitsgrad: Leicht

Zutatenliste für 1 Person:

2 Handvoll Sauerampfer-Blätter, 2 Orangen, 1 Birne, 2 Stängel Minze, 100ml Orangensaft

Zubereitung:

1. Die Orangen schälen und das Fruchtfleisch in einen Mixer geben.
2. Die Minze vom Stiel lösen und mit dem Sauerampfer in den Mixer geben.
3. Die Birnen waschen, den Strunk sowie das Kerngehäuse lösen und die Birnen in den Mixer geben.
4. Den Orangensaft hinzufügen und alles gut pürieren.

Sauerampfer-Salat

Zubereitungszeit: 15 Minuten

Schwierigkeitsgrad: Leicht

Zutatenliste für 1 Person:

2 Handvoll Sauerampfer-Blätter, 50g Rucola, 50g Löwenzahnblätter, 1 Zitrone, 1 Tomate, 1 Packung Feta Käse, 4 EL Öl, 1 TL Balsamico, Salz, Pfeffer

Zubereitung:

1. Die Kräuter abwaschen, abtropfen lassen und bei Bedarf klein schneiden.
2. Die Tomate waschen, den Strunk sowie das Grün entfernen und die Tomate in Scheiben schneiden.
3. Den Feta in Würfel schneiden.
4. Die Zitrone auspressen und den Saft mit dem Öl und dem Essig sowie Salz und Pfeffer mischen.
5. Den Salat zusammenfügen und gut durchrühren.

Löwenzahn – Taraxacum offizinale

Der Löwenzahn dürfte bei kleinen Kindern eine der beliebtesten Wiesenpflanzen sein. Er verwandelt sich in eine Pusteblume und schenkt ihnen Freude und strahlende Augen.

Die strahlenden Augen können auch Sie wieder bekommen, bedenkt man, dass Löwenzahn reich an Vitamin A und C ist und hervorragend schmeckt.

Inhaltsstoffe: Vitamine, Cholin, Inulin, Mineralstoffe, Bitterstoffe

Löwenzahn hilft bei vielerlei Beschwerden. So zum Beispiel bei Fieber, Husten, Magenschwäche, Rheuma, Gicht, Leber, Gallenbeschwerden und vielem mehr.

Den Löwenzahn können Sie sich selbst pflücken oder Sie kaufen ihn in der Apotheke.

Löwenzahnsalat

Zubereitungszeit: 15 Minuten

Schwierigkeitsgrad: Leicht

Zutatenliste für 1 Person:

300g Löwenzahnblätter, 1 Tomate, 1 Gurke, 3 EL Öl, 1 EL Balsamico, Pfeffer, Salz, Saft einer Zitrone

Zubereitung:

1. Die Löwenzahnblätter waschen und den Strunk kürzen. Die Löwenzahnblätter im warmen Wasser ziehen lassen, damit die Bitterstoffe etwas entzogen werden.

2. Die Gurke schälen und in Scheiben schneiden.

3. Die Tomate waschen, den Strunk entfernen und die Tomate klein hacken.

4. Das Öl sowie den Essig mit dem Zitronensaft vermischen und mit Salz und Pfeffer zu einem Dressing verrühren.

5. Den Löwenzahn abgießen und mit den anderen Zutaten vermischen.

Löwenzahnsirup

Zubereitungszeit: 15 Minuten

Schwierigkeitsgrad: Leicht

Zutatenliste für 1 Person:

500g Löwenzahnblüten, 1 Liter Wasser, 2 Zitronen, 1 Stange Zimt, 2 Sternanis, 4 Kardamom-Kapseln, 500g Zucker

Zubereitung:

1. Die Löwenzahnblüten mit dem Wasser und der Zimtstange, dem Anis und den Kardamom-Kapseln in 1 Liter Wasser aufkochen und von der Herdplatte nehmen.
2. Die Lösung über Nacht ziehen lassen.
3. Die Lösung sieben, die Blütenblätter auspressen und erneut aufkochen.
4. Die Zitrone auspressen und den Saft dazu geben.
5. Den Zucker hineingeben und alles auf kleiner Stufe gelegentlichen umrühren und eindicken lassen. Dieser Vorgang kann 2-3 Stunden dauern, lohnt sich aber auf jeden Fall.
6. Wenn der Sirup vom Löffel in den Topf zurück tropft und Fäden zieht, ist er fertig.
7. Kann auf dem Brot gegessen werden sowie als Honig-Ersatz dienen.

Löwenzahn-Tinktur

Anwendung: 2-3 mal täglich 15 Tropfen einnehmen

Anwendung Äußerlich: Kompresse, Teilbad, Waschung, Pur, Creme

Zutaten: 500g getrocknete Löwenzahnblüten, 1 Liter Doppelkorn 40%

Zubereitung:

1. Reinigen Sie die Kräuter durch leichtes Ausschütteln.
2. Füllen sie die Kräuter in ein Schraubglas. Lassen Sie genügend Platz, um die Kräuter mit dem Doppelkorn aufzufüllen.
3. Das Glas verschließen und drei bis sechs Wochen an einem warmen Ort ziehen lassen.
4. Nach der angegebenen Zeit wird die Tinktur gefiltert. Hierfür eignet sich ein feines Sieb oder auch ein Kaffeefilter.
5. Nun die Tinktur in einer dunklen Flasche kühl lagern. So hält sich die Tinktur mindestens 1 Jahr.

Schafgarbe – Achillea Millefolium

Die Schafgarbe ist eine der beliebtesten klassischen Heilpflanzen. Bevorzugt wird Sie für Verdauungsprobleme sowie auch für Frauenleiden eingesetzt.

Sie wächst auf Wiesen und an Wegrändern, ihre Stängel sind eher zäh. Die verwendeten Pflanzenteile sind hierbei das blühende Kraut sowie die Blüten.

Inhaltsstoffe: Azulen, Gerbstoffe, Bitterstoffe, antibiotische Substanzen, Ätherische Öle

Erhältlich ist die Schafgarbe in vielen guten Reformhäusern und bei der Apotheke Ihres Vertrauens oder bei genügend Kenntnis auf der Wiese.

Anzuwenden als Tee, Gewürz oder Tinktur.

Als Tinktur heilt sie auch Wunden und Ekzeme.

Schafgarbe-Tinktur

Anwendung: 2-3 mal täglich 15 Tropfen einnehmen

Anwendung Äußerlich: Kompresse, Teilbad, Waschung, Pur, Creme

Zutaten: 500g getrocknete Schafgaben-Blüten, 1 Liter Doppelkorn 40%

Zubereitung:

1. Reinigen Sie die Kräuter durch leichtes Ausschütteln.
2. Füllen sie die Kräuter in ein Schraubglas. Lassen Sie genügend Platz, um die Kräuter mit dem Doppelkorn aufzufüllen.
3. Das Glas verschließen und drei bis sechs Wochen an einem warmen Ort ziehen lassen.
4. Nach der angegebenen Zeit wird die Tinktur gefiltert. Hierfür eignet sich ein feines Sieb oder auch ein Kaffeefilter.
5. Nun die Tinktur in einer dunklen Flasche kühl lagern. So hält sich die Tinktur mindestens 1 Jahr.

Schafgarbe-Omelette

Zubereitungszeit: 15 Minuten

Schwierigkeitsgrad: Leicht

Zutatenliste für 1 Person:

3 Eier, 20g Schafgarbe, 1 Prise Salz, 1 Prise Pfeffer, 1 Prise Paprikapulver, 20ml Sprudel Wasser, 20ml Milch

Zubereitung:

1. Die Eier in einen Behälter geben und mit Hilfe einer Gabel verquirlen.
2. Die Kräuter vermischen und mit Salz und Pfeffer unter das Ei geben.
3. Die Milch sowie das Wasser hinzufügen und alles nochmals kurz vermischen.
4. Die Masse in eine Pfanne geben und den Deckel zum Stocken lassen auflegen.

Kümmel – Carum Carvi

Kümmel eines der bekanntesten Gewürze in der Küche. Er ist jedoch auch eine wichtige Heilpflanze.

Eingesetzt wird Kümmel vor allem bei Verdauungsbeschwerden, jedoch auch bei Husten und Frauenleiden.

Kümmel wächst bei uns auf heimischen Wiesen und am Wegesrand. Klassisch wurde Kümmel früher in jedem Klostergarten angebaut.

Verwendet werden die Samen sowie die Blätter und die Wurzel.

Inhaltsstoffe: Carvon, Limonen, Myrcen, Pinen, Fettsäuren, Gerbstoffe, Flavonoide, Kaffeesäure, Cumarine, Harze, Ätherische Öle

Kümmel ist in fast jedem Geschäft mit einer guten Gewürzauswahl zu finden. Sollte die Wurzel oder die Blätter benötigt werden, so finden Sie diese in der Apotheke Ihres Vertrauens.

Kümmel-Tinktur

Anwendung: 2-3 mal täglich 15 Tropfen einnehmen

Anwendung Äußerlich: Kompresse, Teilbad, Waschung, Pur, Creme

Zutaten: 1 Liter Doppelkorn 40%, 50g Kümmelsamen, 100g Kümmelblätter, 20g Kümmelwurzel

Zubereitung:

1. Reinigen Sie die Kräuter durch leichtes Ausschütteln.
2. Füllen sie die Kräuter in ein Schraubglas und lassen Sie genügend Platz, um die Kräuter mit dem Doppelkorn aufzufüllen.
3. Das Glas verschließen und zwei Wochen an einem warmen Ort ziehen lassen.
4. Nach der angegebenen Zeit wird die Tinktur gefiltert. Hierfür eignet sich ein feines Sieb oder auch ein Kaffeefilter.
5. Nun die Tinktur in einer dunklen Flasche kühl lagern. So hält sich die Tinktur mindestens 1 Jahr.

Kümmel-Salat

Zubereitungszeit: 30 Minuten

Schwierigkeitsgrad: Leicht

Zutatenliste für 2 Personen:

250g Harzer Rolle / Handkäse, 25g Kümmel, 1 Zwiebel, 4 EL Öl, 2 EL Essig, 1 Prise Salz, 1 Prise Salz

Zubereitung:

1. Die Harzer Rolle in kleine Stücke schneiden.
2. Den Kümmel in einer Pfanne anrösten.
3. Den Käse sowie den Kümmel in eine Schale geben und das Öl sowie den Essig darüber geben.
4. Die Zwiebel schälen, klein hacken und zu dem Rest in die Schüssel geben.
5. Die Zutaten verrühren und 30 Minuten ziehen lassen.

Brombeere – Rubus fructicosus

Die Brombeere ist eine beliebte Frucht im Sommer durch ihren feinen Geschmack. Doch nicht nur die Brombeere an sich, sondern auch ihre Blätter finden eine Verwendung bei Magen- und Darmbeschwerden.

Verwendet werden die Früchte und die Blätter.

Die Brombeere wächst wild auf Feldern, in Waldnähe und in vielen Gärten.

Inhaltsstoffe: Gerbstoffe, Oxalsäure, Salicylsäure, Vitamin C, Pektin, Ätherisches Öl

Die Brombeere können Sie in jedem Lebensmittelladen finden. Die Blätter bekommen Sie in guten Reformhäusern sowie in der Apotheke.

Brombeere-Tinktur

Anwendung: 2-3 mal täglich 15 Tropfen einnehmen

Anwendung Äußerlich: Kompresse, Teilbad, Waschung, Pur, Creme

Zutaten: 1 Liter Doppelkorn 40%, 200g Brombeere Blätter

Zubereitung:

1. Reinigen Sie die Kräuter durch leichtes Ausschütteln.
2. Füllen Sie die Kräuter in ein Schraubglas. Lassen Sie genügend Platz, um die Kräuter mit dem Doppelkorn aufzufüllen.
3. Das Glas verschließen und sechs Wochen an einem warmen Ort ziehen lassen.
4. Nach der angegebenen Zeit wird die Tinktur gefiltert. Hierfür eignet sich ein feines Sieb oder auch ein Kaffeefilter.
5. Nun die Tinktur in einer dunklen Flasche kühl lagern. So hält sich die Tinktur mindestens 1 Jahr.

Frischer Brombeer-Aufstrich

Zubereitungszeit: 10 Minuten

Schwierigkeitsgrad: Leicht

Zutatenliste für 2 Personen:

500g Brombeeren, 1 Prise Zimt, 1 Prise Koriander, 80g Zucker, Saft einer Zitrone

Zubereitung:

1. Die Brombeeren waschen und abtropfen lassen.
2. Die Brombeeren mit dem Zimt, dem Saft der Zitrone, dem Koriander und dem Zucker in einen Topf geben und aufkochen.
3. Bei Bedarf mit einem Stabmixer zerkleinern.
4. Den Aufstrich abkühlen lassen und genießen.

Brombeer-Basilikum-Smoothie

Zubereitungszeit: 10 Minuten

Schwierigkeitsgrad: Leicht

Zutatenliste für 2 Personen:

500g Brombeeren, 4 Brombeerblätter, 4 Stängel Basilikum, 400ml Wasser, 10g Ingwer

Zubereitung:

1. Die Brombeeren waschen und abtropfen lassen.
2. Die Brombeerblätter waschen und abtropfen lassen. Den Ingwer schälen und klein schneiden.
3. Das Basilikum waschen und abtropfen lassen, die Blätter vom Stiel trennen und mit den Brombeeren und deren Blätter in einen Mixer geben.
4. Das Wasser und den Ingwer ebenfalls hinzufügen und alles gut durch mixen.

Ingwer – Zingiber Officinale

Der Ingwer hat an Beliebtheit in Mitteleuropa stark zugenommen. Durch seinen leicht scharfen Zitronenschmack fügt sich der Ingwer in viele Gerichte, als Tee oder auch zum Salat ein. Doch nicht nur sein Geschmack macht ihn so beliebt. Auch seine Wirkung gegen Übelkeit lässt ihn auf der Liste der beliebten Hausmittel ganz oben stehen.

Bei akuter Übelkeit hilft es, eine dünne Scheibe Ingwer roh zu kauen.

Verwendet werden die Knollen.

Der Ingwer ist erstaunlich leicht zu vermehren und heranzuziehen, wächst jedoch in freier Form hier noch recht selten.

Inhaltsstoffe: Ätherisches Öle, Gingerol, Shogaol, Zinigberen

Den Ingwer bekommen Sie in fast jedem Lebensmittelladen.

Ingwer-Tinktur

Anwendung: 2-3 mal täglich 15 Tropfen einnehmen

Anwendung Äußerlich: Kompresse, Teilbad, Waschung, Pur, Creme

Zutaten: 1 Liter Doppelkorn 40%, 50g Ingwer

Zubereitung:

1. Reinigen Sie den Ingwer mit Hilfe eines feuchten Tuches. Geben Sie den Ingwer über eine Reibe in ein Schraubglas.

2. Lassen Sie genügend Platz, um den Ingwer mit dem Doppelkorn aufzufüllen.

3. Das Glas verschließen und sechs Wochen an einem warmen Ort ziehen lassen.

4. Nach der angegebenen Zeit wird die Tinktur gefiltert. Hierfür eignet sich ein feines Sieb oder auch ein Kaffeefilter.

5. Nun die Tinktur in einer dunklen Flasche kühl lagern. So hält sich die Tinktur mindestens 1 Jahr.

Ingwer-Zitronen-Wasser

Zubereitungszeit: 30 Minuten

Schwierigkeitsgrad: Leicht

Zutatenliste für 1 Liter:

3 Zitronen, 100g Ingwer, 1 Liter Wasser

Zubereitung:

1. Die Zitronen auspressen und den Saft auffangen.
2. Den Ingwer mit einem Sparschäler schälen und in Scheiben schneiden.
3. Das Wasser aufkochen.
4. Den Ingwer mit dem Zitronensaft und dem Wasser mixen und 10 Minuten ziehen lassen.

Ingwer-Mandarinen-Shoot

Zubereitungszeit: 10 Minuten

Schwierigkeitsgrad: Leicht

Zutatenliste für 10 Shoots:

8 Mandarinen, 100g Ingwer, 200ml Wasser, 1 TL Kurkuma

Zubereitung:

1. Die Mandarinen auspressen und den Saft auffangen.
2. Den Ingwer mit einem Sparschäler schälen.
3. Den Ingwer und den Kurkuma mit dem Mandarinensaft und dem Wasser in einen Mixer geben und alles pürieren.
4. Die Shoots abfüllen und gut schütteln vor dem trinken.

Ingwer-Shoot

Zubereitungszeit: 30 Minuten

Schwierigkeitsgrad: Leicht

Zutatenliste für 10 Shoots:

3 Zitronen, 100g Ingwer, 100ml Ahornsirup, 200ml Wasser

Zubereitung:

1. Die Zitronen auspressen und den Saft auffangen.
2. Den Ingwer mit einem Sparschäler schälen.
3. Den Ingwer mit dem Zitronensaft und dem Wasser in einen Mixer geben und alles pürieren.
4. Die Shoots abfüllen und vor dem Trinken gut schütteln.

Ingwer-Pfanne

Zubereitungszeit: 30 Minuten

Schwierigkeitsgrad: Leicht

Zutatenliste für 2 Personen:

400g Rinder-Minutensteaks, 20g Ingwer, 1 Knoblauchzehe, 1 Prise Salz, 1 Prise Pfeffer, 300g Spätzle

Zubereitung:

1. Die Rinder-Minutensteaks in Streifen schneiden.
2. Den Ingwer und die Knoblauchzehe schälen und klein hacken.
3. Das Fleisch mit dem Ingwer und dem Knoblauch in eine Pfanne geben und anbraten. Mit Salz und Pfeffer würzen.
4. Die Spätzle nach Anweisung kochen, abgießen und mit dem Fleisch kurz in der Pfanne anbraten.

Ingwer-Milch

Zubereitungszeit: 10 Minuten

Schwierigkeitsgrad: Leicht

Zutatenliste für 1 Person:

10g Ingwer, 10g Kurkuma, 1 Zimtstange, 250ml Milch, 1 Anisstern, 2 Kardamom-Kapseln

Zubereitung:

1. Die Milch in einem Topf erhitzen, nicht kochen.
2. Den Ingwer sowie den Kurkuma schälen und in Streifen schneiden, beides in die Milch geben.
3. Die Zimtstange, den Anis sowie die Kardamom-Kapseln hinzufügen und alles für 15 Minuten ziehen lassen.
4. Die Milch kurz aufkochen und durch ein Sieb in eine Tasse geben.

Ingwer-Tee

Zubereitungszeit: 10 Minuten

Schwierigkeitsgrad: Leicht

Zutatenliste für 1 Person:

10g Ingwer frisch, 250ml heißes Wasser, 1 Zitrone, 1 TL Honig

Zubereitung:

1. Den Ingwer schälen und in Scheiben schneiden. Die Scheiben in eine Tasse geben und mit dem heißen Wasser übergießen.

2. Die Zitrone auf einer Arbeitsplatte mit der flachen Hand ausdrücken und unter Druck rollen. Die Zitrone halbieren und den Saft auspressen.

3. Den Saft der Zitrone mit dem Honig in die Tasse geben und alles für 10 Minuten ziehen lassen.

Gänseblümchen – Bellis perennis

Das Gänseblümchen ist eines der bekanntesten Schmuckstücke auf unseren Wiesen. Neben seinem schönen Aussehen hat es bemerkenswerte Wirkungen auf unseren Körper, wie z.B. bei Husten oder bei der Verdauung.

Das Gänseblümchen wächst auf vielen Wiesen, am Wegesrand sowie auf Lichtungen.

Inhaltsstoffe: Bitterstoffe, Saponine, ätherische Öle, Gerbstoffe, Fumarsäure Schleim, Inulin, Anthoxanthin

Wenn Sie die Gänseblümchen selbst sammeln wollen, achten Sie bitte auf eine saubere Umgebung. Das Gänseblümchen ist in jeder Apotheke erhältlich.

Gänseblümchen-Tinktur

Anwendung: 2-3 mal täglich 15 Tropfen einnehmen

Anwendung Äußerlich: Kompresse, Teilbad, Waschung, Pur, Creme

Zutaten: 1 Liter Doppelkorn 40%, 2 Handvoll Gänseblümchen

Zubereitung:

1. Reinigen Sie die Gänseblümchen, indem Sie die frisch gesammelten Blumenköpfe auf einem Gitter für 2 Stunden liegen lassen. Füllen Sie diese danach in ein Schraubglas.

2. Lassen Sie genügend Platz, um die Gänseblümchen mit dem Doppelkorn aufzufüllen.

3. Das Glas verschließen und sechs Wochen an einem warmen Ort ziehen lassen.

4. Nach der angegebenen Zeit wird die Tinktur gefiltert. Hierfür eignet sich ein feines Sieb oder auch ein Kaffeefilter.

5. Nun die Tinktur in einer dunklen Flasche kühl lagern. So hält sich die Tinktur mindestens 1 Jahr.

Gänseblümchen-Butter

Zubereitungszeit: 30 Minuten

Schwierigkeitsgrad: Leicht

Zutatenliste für 2 Personen:

250g Butter, 1 Handvoll gereinigte Gänseblümchen, 3 Stiele Giersch, 3 Stiele Petersilie, 1 Zitrone, 1 EL Ahornsirup, 1 Prise Pfeffer, 1 Prise Salz

Zubereitung:

1. Die Butter auf Zimmertemperatur bringen und in eine Schüssel geben.
2. Die Kräuter und die Gänseblümchen waschen und abtropfen lassen.
3. Die Zitrone auspressen und den Saft mit den Kräutern in einen Mixer geben und pürieren.
4. Die Kräutermasse unter die Butter heben und würzen.
5. Die weiche Kräuterbutter in eine Form geben und in den Kühlschrank legen.

Gänseblümchen-Karotten-Suppe

Zubereitungszeit: 30 Minuten

Schwierigkeitsgrad: Leicht

Zutatenliste für 2 Personen:

200g Karotten, 1 rote Paprika, 1 Knoblauchzehe, 2 Kartoffeln, 1 EL Öl, 300ml Gemüsebrühe, 50ml Orangensaft, 1 Handvoll Gänseblümchen, 50ml Kokosmilch, Salz, Pfeffer, Muskatnuss, 1/2 TL Zimt, Cayenne Pfeffer

Zubereitung:

1. Die Karotten und die Kartoffeln schälen und in kleine Würfel schneiden. Die Paprika waschen, den Strunk sowie die Kerne entfernen und die Paprika würfeln.

2. Den Knoblauch schälen und klein hacken.

3. Die Karotten und Kartoffeln sowie den Knoblauch in dem Öl anbraten. Die Brühe und den Saft hinzufügen und die Suppe 30 Minuten bei schwacher Hitze köcheln.

4. Die Gänseblümchen waschen und abtropfen lassen.

5. Die Suppe mit einem Stabmixer pürieren und mit der Kokosmilch verfeinern. Mit den Gewürzen würzen und die Gänseblümchen darüber geben.

Gänseblümchen-Salat

Zubereitungszeit: 30 Minuten

Schwierigkeitsgrad: Leicht

Zutatenliste für 2 Personen:

1 Handvoll Löwenzahn, 1 Handvoll Sauerampfer, 1 Handvoll Giersch, 1 Handvoll Gänseblümchen, 3 EL Öl, 1 EL Essig, 1 TL Senf, 1 Prise Salz, 1 Prise Pfeffer

Zubereitung:

1. Die Kräuter bei Bedarf waschen und abtropfen lassen.
2. Die Löwenzahnblätter klein schneiden.
3. Den Sauerampfer und die Giersch vom Stiel trennen.
4. Die Gänseblümchen vom Stiel lösen.
5. Alle Kräuter in eine Schüssel geben.
6. Das Öl mit Essig, Senf, Salz und Pfeffer vermischen und darüber geben.

Kamille – Matricaria chamomilla

Die Kamille ist seit Jahren eines der beliebtesten Heilkräuter. Sie kann für viele Arten von Beschwerden eingesetzt werden. Von Magen und Darm bis hin zur Schmerzlinderung.

Die Kamille wächst auf vielen Wiesen, am Wegesrand sowie auf Lichtungen.

Inhaltsstoffe: Borneol, Umbelliferon, Thujon, Schwefel, Salizylsäure, Oleanolsäure, Chamazulen, Herniarin, Azulen, Apiin, Flavon, Gerbstoffe, Gerbsäure, Harz, Cumarin, Werg, Farnesol, Cumarin

Wenn Sie die Kamille selber sammeln wollen, achten Sie bitte auf eine saubere Umgebung. Die Kamille ist in jeder Apotheke erhältlich.

Kamille-Smoothie

Zubereitungszeit: 15 Minuten

Schwierigkeitsgrad: Leicht

Zutatenliste für 1 Person:

4 Kamille Blüten, 1 Banane, 1 Apfel, 1 Karotte, 200ml Orangensaft

Zubereitung:

1. Die Banane schälen.
2. Den Apfel schälen und das Kerngehäuse entfernen.
3. Die Karotte waschen und das Grün entfernen.
4. Die Kamille mit dem Apfel, der Banane und der Karotte sowie mit dem Orangensaft in einen Mixer geben und gut pürieren.

Kamille-Tinktur

Anwendung: 2-3 mal täglich 15 Tropfen einnehmen

Anwendung Äußerlich : Kompresse, Teilbad, Waschung, Pur, Creme

Zutaten: 1 Liter Doppelkorn 40%, 2-3 handvoll Kamille Köpfe

Zubereitung:

1. Reinigen Sie die Kamille, indem Sie die frisch gesammelten Blumenköpfe auf einem Gitter für 2 Stunden liegen lassen und füllen Sie diese danach in ein Schraubglas.
2. Lassen Sie genügend Platz, um die Kamille mit dem Doppelkorn aufzufüllen.
3. Das Glas verschließen und sechs Wochen an einem warmen Ort ziehen lassen.
4. Nach der angegebenen Zeit wird die Tinktur gefiltert. Hierfür eignet sich ein feines Sieb oder auch ein Kaffeefilter.
5. Nun die Tinktur in einer dunklen Flasche kühl lagern. So hält sich die Tinktur mindestens 1 Jahr.

Kamille-Hähnchen

Zubereitungszeit: 30 Minuten

Schwierigkeitsgrad: Leicht

Zutatenliste für 2 Personen:

2 Hähnchenschenkel, 4 Karotten, 2 Kartoffeln, 1 TL Gemüsebrühe, 2 TL Öl, 50g Butter, 60g Kamille, 1 TL Salz, 1 Prise Pfeffer

Zubereitung:

1. Die Karotten waschen und vom Grün trennen. Anschließend die Karotten in Pommesstreifen schneiden. Die Kartoffeln waschen und mit der Schale ebenfalls in Pommesstreifen schneiden. Beides mit dem Öl und der Gemüsebrühe vermischen.

2. Die Hähnchenschenkel abwaschen und abtupfen. Die Kamille waschen und klein hacken.

3. Die Butter mit Kamille, Salz und Pfeffer mischen.

4. Mit einem Löffel die Haut des Hähnchens anheben und die Butter mit den Fingern unter die Haut des Hähnchens schieben. Die restliche Butter auf der Haut verteilen.

5. Den Backofen auf 180°C Umluft vorheizen und ein Backblech mit Backpapier auslegen. Das Hähnchen in die Mitte setzen und die Karotten sowie die Kartoffeln darum legen.

6. Das Blech für 45-55 Minuten in den Ofen geben und garen.

Oregano – Dost

Der Oregano ist den meisten Menschen ein Begriff für Pizza. Jedoch kann das Gewürz viel mehr als nur gut schmecken. So wird Oregano bei Magen- und Darm-Infekten genauso wirksam eingesetzt wie für Erkältungen.

Der Oregano wächst auf vielen Wiesen, am Wegesrand sowie auf Lichtungen.

Inhaltsstoffe: Gerbstoffe, Thymol, Carvacrol, Bitterstoffe und ätherische Öle

Wenn Sie den Oregano selbst sammeln wollen, achten Sie bitte auf eine saubere Umgebung. Oregano ist ebenfalls in jedem Lebensmittelladen sowie in der Apotheke erhältlich.

Oregano-Tinktur

Anwendung: 2-3 mal täglich 15 Tropfen einnehmen

Anwendung Äußerlich: Kompresse, Teilbad, Waschung, Pur, Creme

Zutaten: 1 Liter Doppelkorn 40%, 20g Oregano

Zubereitung:

1. Reinigen Sie den frisch gesammelten Oregano, indem Sie ihn auf einem Gitter für 2 Stunden liegen lassen und füllen Sie diesen danach in ein Schraubglas.

2. Lassen Sie genügend Platz, um den Oregano mit dem Doppelkorn aufzufüllen.

3. Das Glas verschließen und sechs Wochen an einem warmen Ort ziehen lassen.

4. Nach der angegebenen Zeit wird die Tinktur gefiltert. Hierfür eignet sich ein feines Sieb oder auch ein Kaffeefilter.

5. Nun die Tinktur in einer dunklen Flasche kühl lagern. So hält sich die Tinktur mindestens 1 Jahr.

Oregano-Quark

Zubereitungszeit: 30 Minuten

Schwierigkeitsgrad: Leicht

Zutatenliste für 2 Personen:

80g Basilikum, 80g Petersilie, 20g Oregano, 20g Thymian, 2 Stängel Salbei, 500g Magerquark, Prise Salz, Prise Pfeffer

Zubereitung:

1. Die Kräuter waschen und abtropfen lassen. Die dickeren Stiele entfernen und die Kräuter klein hacken.

2. Die Kräuter mit dem Quark cremig rühren und mit Salz und Pfeffer abschmecken.

Oregano-Pfanne

Zubereitungszeit: 30 Minuten

Schwierigkeitsgrad: Leicht

Zutatenliste für 2 Personen:

500g Rinderhackfleisch, 80g frischer Oregano, 80g Petersilie, 1 rote Paprika, 1 gelbe Paprika, 1 Dose Pizza-Tomaten, 1 Knoblauchzehe, 250g Nudeln, Salz, Pfeffer

Zubereitung:

1. Die Nudeln nach Anleitung kochen.

2. Den Oregano und die Petersilie waschen und abtropfen lassen, beides klein hacken.

3. Den Knoblauch schälen und klein hacken. Das Hackfleisch in einer heißen Pfanne mit dem Knoblauch anbraten.

4. Beide Paprika vom Strunk und den Kernen befreien und waschen, nach dem Abtropfen in Stücke schneiden zusammen mit den Kräutern zum Hackfleisch geben.

5. Die Pizza-Tomaten ebenfalls hinzufügen und würzen.

Fenchel – Foeniculum vulgare

Der Fenchel wurde schon lange Zeit in der chinesischen Medizin als Heilkraut angesehen. Von der Knolle bis zum Grün wird alles verwendet. Der Fenchel hat einen breiten Wirkungsgrad von Magen und Darm bis hin zu Herzschwäche.

Der Fenchel wächst in vielen deutschen Gärten, manchmal auch wild. Da dies jedoch die Ausnahme ist, können Sie den Fenchel in jedem Supermarkt oder auf fast jedem Wochenmarkt erhalten.

Inhaltsstoffe: Kampfer, Bor, Carvon, Cirtal, Citronella, Psoralen, Vitamin C, Umbelliferon, Trigonellin, Eugenol, Cumarine, Anethol, Fenchon, Bergapten, Myristicin, Xanthotoxin, Tocopherol, Salicylate

Fenchel-Tinktur

Anwendung: 2-3 mal täglich 15 Tropfen einnehmen

Anwendung Äußerlich: Kompresse, Teilbad, Waschung, Pur, Creme

Zutaten: 1 Liter Doppelkorn 40%, 50g Fenchelsamen

Zubereitung:

1. Füllen Sie die Fenchelsamen in ein Schraubglas.
2. Lassen Sie genügend Platz, um die Samen mit dem Doppelkorn aufzufüllen.
3. Das Glas verschließen und sechs Wochen an einem warmen Ort ziehen lassen.
4. Nach der angegebenen Zeit wird die Tinktur gefiltert. Hierfür eignet sich ein feines Sieb oder auch ein Kaffeefilter.
5. Nun die Tinktur in einer dunklen Flasche kühl lagern. So hält sich die Tinktur mindestens 1 Jahr.

Fenchel-Pfanne

Zubereitungszeit: 30 Minuten

Schwierigkeitsgrad: Leicht

Zutatenliste für 2 Personen:

500g Hähnchenbrustfilet, 1 Fenchelknolle, 200g Reis, 100ml Gemüsebrühe, 1 Prise Salz, 1 Prise Pfeffer

Zubereitung:

1. Die Hähnchenbrust in dünne Streifen schneiden.
2. Den Fenchel waschen und die äußeren Blätter entfernen. Den Fenchel in Würfel schneiden, sein Grün klein hacken.
3. Die Würfel vom Fenchel sowie das Hähnchen in eine Pfanne geben und mit Salz und Pfeffer würzen.
4. Den Reis nach Anleitung kochen.
5. Das Hähnchen und den Fenchel mit der Gemüsebrühe ablöschen und einkochen lassen.

Erkältung und Atemwegserkrankungen

Thymian – Thymus vulgaris

Der Thymian ist das einfachste Heilkraut für Ihren Garten. Anspruchslos wächst es Jahr für Jahr und duftet würzig.

Thymian ist mit seiner Wirkung eine wahre Wunderwaffe. Er ist nicht nur antibakteriell, sondern entzündungshemmend sowie schmerzstillend. Ob bei einer normalen Erkältung oder auch Asthma, Halsentzündungen oder Zahnfleischentzündungen – Thymian lässt Sie nicht im Stich.

Der Thymian wächst in vielen deutschen Gärten, manchmal auch wild. Da dies jedoch die Ausnahme ist, können Sie den Thymian in jedem Supermarkt oder auf fast jedem Wochenmarkt erhalten.

Sollten Sie Thymian selbst pflücken wollen, empfiehlt es sich, nach der Blüte die Stängel zu ernten und aufgehängt zu trocknen.

Inhaltsstoffe: Kampfer, Limonen, Menthon, Thymol, Saponin, Pentosane, Beta-Sitosterol, Zink, Gerbstoffe, Bitterstoffe, Carvacrol

Thymian-Tinktur

Anwendung: 2-3 mal täglich 15 Tropfen einnehmen

Anwendung Äußerlich: Kompresse, Teilbad, Waschung, Pur, Creme

Zutaten: 1 Liter Doppelkorn 40%, 50g Thymian

Zubereitung:

1. Reinigen Sie den frisch gesammelten Thymian, indem Sie ihn auf einem Gitter für 2 Stunden liegen lassen. Füllen Sie diesen danach in ein Schraubglas.

2. Lassen Sie genügend Platz, um den Thymian mit dem Doppelkorn aufzufüllen.

3. Das Glas verschließen und sechs Wochen an einem warmen Ort ziehen lassen.

4. Nach der angegebenen Zeit wird die Tinktur gefiltert. Hierfür eignet sich ein feines Sieb oder auch ein Kaffeefilter.

5. Nun die Tinktur in einer dunklen Flasche kühl lagern. So hält sich die Tinktur mindestens 1 Jahr.

Thymian-Butter

Zubereitungszeit: 15 Minuten

Schwierigkeitsgrad: Leicht

Zutatenliste für 2 Personen:

8 Stängel Thymian, 4 Stängel Oregano, 4 Stängel Rosmarin, 5 Stängel Majoran, 250g weiche Butter, 1 Prise Salz, 1 Prise Pfeffer

Zubereitung:

1. Die Kräuter ausschütteln und vom Stiel zupfen.
2. Die Kräuter klein hacken und mit der Butter, dem Salz und dem Pfeffer in einen Mixer geben.
3. Die Butter gut durchmixen und in eine Form geben. Die Form über Nacht in den Kühlschrank stellen.

Thymian-Blätterteig-Stangen

Zubereitungszeit: 30 Minuten

Schwierigkeitsgrad: Leicht

Zutatenliste für 2 Personen:

1 Rolle Blätterteig, 50g Thymian frisch, 4 EL Butter, 1 Prise Salz, 1 Ei

Zubereitung:

1. Den Blätterteig ausrollen.
2. Den Thymian vom Stiel abzupfen und klein hacken.
3. Die Butter mit dem Thymian mischen und auf dem Blätterteig verstreichen. Das Salz darüber streuen.
4. Den Blättersteig aufrollen und in Streifen schneiden. Diese Streifen in den Fingern drehen, bis Stangen daraus werden.
5. Die Stangen auf ein mit Backpapier ausgelegtes Backblech geben und mit dem Ei bestreichen.
6. Das Blech für 15 Minuten bei 180°C Umluft backen.

Minze - Mental piperita

Die Minze gibt es in unterschiedlichen Geschmacksrichtungen und Ihr wohltuender Duft ist in vielen Gärten zu Hause. Neben ihrem wundervollen Duft verteilt die Minze aber auch allerhand Hilfe in Sachen Erkältung, vom Rachen bis zur Stirnhöhle. Mit Minze rücken Sie den Erregern auf die Pelle.

Die Minze wächst in vielen deutschen Gärten, manchmal auch wild. Da dies jedoch die Ausnahme ist, können Sie die Minze in jedem Supermarkt oder auf fast jedem Wochenmarkt erhalten.

Sollten Sie Minze selbst pflücken wollen, empfiehlt es sich, die Minze im Frühjahr vor der Blüte an den Stängeln zu ernten und aufgehängt zu trocknen.

Inhaltsstoffe: Ätherische Öle, Flavonoide, Enzyme, Gerbstoffe, Menthol, Valeriansäure

Minze-Tinktur

Anwendung: 2-3 mal täglich 15 Tropfen einnehmen

Anwendung Äußerlich: Kompresse, Teilbad, Waschung, Pur, Creme

Zutaten: 1 Liter Doppelkorn 40%, 50g Minzblätter

Zubereitung:

1. Reinigen Sie die frisch gesammelte Minze, indem Sie sie frisch auf einem Gitter für 2 Stunden liegen lassen. Füllen Sie diese danach in ein Schraubglas.

2. Lassen Sie genügend Platz, um die Minze mit dem Doppelkorn aufzufüllen.

3. Das Glas verschließen und sechs Wochen an einem warmen Ort ziehen lassen.

4. Nach der angegebenen Zeit wird die Tinktur gefiltert. Hierfür eignet sich ein feines Sieb oder auch ein Kaffeefilter.

5. Nun die Tinktur in einer dunklen Flasche kühl lagern. So hält sich die Tinktur mindestens 1 Jahr.

Minze-Smoothie

Zubereitungszeit: 15 Minuten

Schwierigkeitsgrad: Leicht

Zutatenliste für 1 Person:

3 Stängel Minze, 1 Banane, 1 Apfel, 150ml trüber Apfelsaft

Zubereitung:

1. Die Minze vom Stiel abzupfen.
2. Den Apfel schälen und das Kerngehäuse entfernen.
3. Die Banane schälen.
4. Die Zutaten zusammen in den Mixer geben und gut mixen.

Minze-Pancake

Zubereitungszeit: 30 Minuten

Schwierigkeitsgrad: Leicht

Zutatenliste für 2 Personen:

500ml Milch, 4 Eier, 300g Mehl, 2 EL Öl, 1 TL Salz, 2 EL Zucker, Abrieb einer Zitrone, 50g Pfefferminze frisch

Zubereitung:

1. Die Milch mit den Eiern verrühren und den Zucker hinzugeben. Das Öl sowie das Mehl hinzufügen und einrühren.

2. Den Abrieb der Zitrone hinzufügen.

3. Die Pfefferminze waschen und abtropfen lassen. Die Pfefferminze klein hacken und unter den Teig geben.

4. Die Pfannkuchen in einer heißen Pfanne ausbacken.

Diabetes

Brennnessel – Utrica dioica

Die Brennnessel dürfte jedem gut in Erinnerung sein. Sie hinterlässt bei Berührung ein unausstehliches Brennen auf der Haut.

Doch auch die Brennnessel hat ihre gute Seite. Sie hilft bei vielerlei Beschwerden wie Gicht, Haarausfall, Verstopfung, Durchfall und Nierenschwäche. Sie ist harntreibend, blutreinigend, blutbildend und blutstillend. Sie entfaltet eine wundersame Wirkung bei Diabetes und Bluthochdruck.

Die Brennnessel finden Sie am Wegesrand, im Wald, im Garten und in der Apotheke. Auch gute Reformhäuser haben Sie als Tee-Variante.

Inhaltsstoffe: Nesselgift, Histamin, Sekretin, Eisen, Vitamine, Mineralien

Brennnesseltee

Zubereitungszeit: 15 Minuten

Schwierigkeitsgrad: Leicht

Zutatenliste für 2 Personen:

6 Stängel Brennnessel, 500ml Wasser, 1 Zitrone Bio, 1 Orange Bio, 1 Nelke, 1 Zimtstange

Zubereitung:

1. Die Brennnessel vom Stiel zupfen.
2. Die Orange sowie die Zitrone in feine Scheiben schneiden.
3. Die Brennnessel mit den Zitronen, den Orangenscheiben sowie Nelke und Zimt in den Topf geben und mit dem Wasser aufkochen.
4. Den Tee 15 Minuten ziehen lassen und dann durch ein Sieb in die Tassen füllen.

Brennnessel-Salat

Zubereitungszeit: 15 Minuten

Schwierigkeitsgrad: Leicht

Zutatenliste für 2 Personen:

1 Salatgurke, 50g Brennnesselsamen, 150g Rucola, 3 EL Öl, 1 EL Essig, Salz, Pfeffer, Saft 1 Zitrone

Zubereitung:

1. Die Salatgurke schälen und klein schneiden.
2. Den Rucola waschen und abtropfen lassen.
3. Das Öl mit Essig, Pfeffer, Salz und dem Saft einer Zitrone verrühren.
4. Die Brennnesselsamen kurz anrösten.
5. Den Salat in eine Schüssel geben,vermischen und die Samen darüber streuen.

Brunnenkresse – Nasturtium officinale

Die Brunnenkresse finden Sie das ganze Jahr über in Bächen und Seen. Neben ihrem Vorteil wertvolle Vitamine zu spenden, senkt sie nachweislich den Blutzuckerspiegel.

Sie ist antibakteriell, blutreinigend, reich an Vitamin C und hilft bei Blasenbeschwerden.

Die Brunnenkresse finden Sie in jedem Supermarkt oder auf fast jedem Wochenmarkt.

Inhaltsstoffe: Vitamin C, Eisen, Jod, Arsen, Antibiotika, Zink, schwefelhaltiges Öl, Bitterstoffe, Antibiotische Stoffe, Senföl

Brunnenkresse-Salat

Zubereitungszeit: 15 Minuten

Schwierigkeitsgrad: Leicht

Zutatenliste für 2 Personen:

150g Brunnenkresse, 6 Radieschen, 100g Rucola, 1 Tomate, 1 Salatgurke, 3 EL Öl, 1 EL Essig, Salz und Pfeffer

Zubereitung:

1. Die Brunnenkresse und die Radieschen sowie die Tomate und den Rucola abwaschen und abtropfen lassen.

2. Die Radieschen und die Tomate in Scheiben schneiden. Den Strunk der Tomate entfernen.

3. Den Rucola mit den Radieschen und den Tomaten sowie der Brunnenkresse vermischen.

4. Die Gurke schälen, in Scheiben schneiden und zu den anderen Zutaten in die Schale geben.

5. Das Öl mit Essig, Pfeffer und Salz vermischen und darüber geben.

Zimt – Cinnamomum zeylanicum

Der Zimt ist eines der beliebtesten Heilmittel. Er hat den Weg in fast jede Küche gefunden, ob für Süßspeisen oder Tee. Doch auch bei Diabetes, wo grade diese Mahlzeiten als verboten gelten, ist Zimt ein wahres Wundermittel. Zimt senkt den Blutzuckerspiegel.

Der Zimtbaum wächst in Südasien und ist somit nicht bei uns heimisch.

Sie können die Zimtstangen sowie Zimtpulver in fast jedem Lebensmittelladen sowie auch auf Wochenmärkten kaufen.

Inhaltsstoffe : Methylhydroxy-Chalcone-Polymer, Kampfer, Eugenol, Gerbstoffe, Cumarine, Limonen, Salicylate, Schleim, Zink, Sesquiterpene, Ascorbinsäure

Um nachweislich den Blutzuckerspiegel zu senken, gilt eine Tagesdosis von 1 TL Zimt. Gepaart mit Bewegung ist es möglich, den Blutzucker auf diese Art ohne Insulin zu senken. Sollten Sie insulinpflichtig sein, ist Zimt eine gute Alternative, die Insulindosis zu verringern.

Zimtschnecken

Zubereitungszeit: 10 Minuten

Schwierigkeitsgrad: Leicht

Zutatenliste für 2 Personen:

1 Blätterteigrolle, 50g kalte Butter, 3 EL Zimt, 1 EL Zucker, 1 Ei, 2 EL Milch

Zubereitung:

1. Das Ei mit der Milch verrühren.
2. Den Blätterteig ausrollen.
3. Den Zimt mit der Butter verkneten und auf den Teig verstreichen.
4. Den Teig zusammenrollen und in Scheiben schneiden.
5. Die Zimtschnecken auf ein Backblech mit Backpapier legen und mit dem Ei bestreichen.
6. Die Zimtschnecken für 10-15 Minuten bei 180°C Umluft backen.

Zimt-Pudding

Zubereitungszeit: 15-30 Minuten

Schwierigkeitsgrad: Leicht

Zutatenliste für 2 Personen:

1 Päckchen Vanillepudding, 1 Stange Zimt, 1 Vanilleschote, 500ml Milch, 3 EL Zucker

Zubereitung:

1. Die Milch mit dem Zimt und der Vanilleschote aufkochen und zur Seite stellen. Abkühlen lassen.

2. Die Zimtstange entfernen und die Vanilleschote halbieren und das Mark in die Milch kratzen.

3. Den Vanillepudding nach Anleitung kochen.

Zimt-Tee

Zubereitungszeit: 10 Minuten

Schwierigkeitsgrad: Leicht

Zutatenliste für 2 Personen:

500ml heißes Wasser, 1 Zimtstange, 2 Sternanis, 1 TL Fenchelsamen, 2 Kardamom-Kapseln, 2 Nelken, 1 Scheibe frischen Ingwer

Zubereitung:

1. Das Wasser in einem Topf erhitzen.
2. Die Zimtstange mit den restlichen Zutaten hinzufügen und für 15 Minuten köcheln.
3. Das Wasser über einem Sieb in die Tassen gießen und genießen.

Kopf- und Gliederschmerzen

Waldmeister – Asperula odorate

Der Waldmeister ist den meisten wohl in Eis und Sirup oder in der Waldmeisterbowle bekannt. Weniger bekannt ist seine wundervolle Heilkraft.

Der Waldmeister wächst wie es sein Name erahnen lässt gerne im Wald, bevorzugt im Buchenwald und an schattigen Plätzen. Seine Blütezeit ist Mitte April bis Anfang Mai, dies ist auch die perfekte Zeit zum sammeln.

Waldmeister wirkt nicht nur beruhigend, sondern hilft auch bei Nervenschmerzen, Kopfschmerzen, Venenschwäche, Herzschwäche und Migräne.

Inhaltsstoffe : Cumarin, Gerbstoffe, Bitterstoffe, Asperulosid

Waldmeister-Wackelpudding

Zubereitungszeit: 30 Minuten

Schwierigkeitsgrad: Leicht

Zutatenliste für 4 Portionen:

1 Bund Waldmeister, 500ml Apfelsaft, 1 Päckchen Gelatine, 4 EL Waldmeistersirup, 3 EL Zucker

Zubereitung:

1. Den Waldmeister waschen und abtropfen lassen.
2. Den Apfelsaft und den Zucker aufkochen und den Waldmeister hinein geben.
3. Den Waldmeister-Apfelsaft durch ein Sieb geben und den Saft auffangen.
4. Die Gelatine und den Sirup hinzufügen und rühren, bis sich die Gelatine auflöst. In Gläser füllen und erkalten lassen.

Waldmeister-Tee

Zubereitungszeit: 15 Minuten

Schwierigkeitsgrad: Leicht

Zutatenliste für 2 Personen:

500ml Wasser, 4 Stängel blühender Waldmeister

Zubereitung:

1. Den Waldmeister bei Bedarf waschen.
2. Den Waldmeister mit dem Wasser in einen Topf geben und aufkochen. Den Waldmeister 10 Minuten ziehen lassen und aus dem Tee nehmen.

Waldmeister-Shake

Zubereitungszeit: 15 Minuten

Schwierigkeitsgrad: Leicht

Zutatenliste für 2 Personen:

500ml Milch, 5g Ingwer, 25g Waldmeister frisch

Zubereitung:

1. Den Waldmeister bei Bedarf waschen.
2. Den Ingwer schälen.
3. Die Milch mit dem Waldmeister und dem Ingwer in einen Mixer geben und gut durchmixen.

Rosmarin – Rosmarinus officinalis

Der Rosmarin kommt aus dem Mittelmeerraum, jedoch ist er hier im Lande so gut wie heimisch. In vielen Gärten ziert er Steinbeete und verströmt einen angenehmen Geruch. Rosmarin-Kartoffeln sind vielen Menschen ein Begriff, die heilende Wirkung von Rosmarin jedoch eher weniger.

Der Rosmarin wirkt bei Migräne, Neuralgien sowie bei Nervenentzündungen, Atembeschwerden und er wirkt vor allem antibakteriell. Neben all diesen tollen Wirkungen ist Rosmarin eines der wenigen Kräuter, die bei niedrigem Blutdruck helfen können. Hoher Blutdruck wird jedoch nicht erhöht, so dass auch Menschen mit Bluthochdruck Rosmarin ohne Bedenken zu sich nehmen können.

Rosmarin bekommen Sie in fast jedem Lebensmittelladen sowie auch in der Apotheke oder auf dem Wochenmarkt.

Inhaltsstoffe : Kampfer, Beta-Sitosterol, Flavone, Verbanol, Gerbsäure, Thymol, ätherisches Öl, Terpene, Saponine, Salicylate

Rosmarin-Öl

Zutaten:

4 Rosmarinzweige, 1 Liter kaltgepresstes Öl

Zubereitung:

Eine Flasche mit Schraubverschluss nehmen und die Rosmarinzweige hinein geben. Das Öl darüber geben und alles gut verschließen. Das Öl für 2-3 Wochen an einem dunklen Ort ziehen lassen. Danach ist das Öl fertig und kann zum braten, kochen oder für Salate verwendet werden.

Rosmarin-Cracker

Zubereitungszeit: 15 Minuten

Schwierigkeitsgrad: Leicht

Zutatenliste für 2 Personen:

300g Nüsse, 1 TL Knoblauchpulver, 2 TL Rosmarin, 1 TL Salz, 1 TL Öl, 1 Ei, 2 EL Wasser, 4 EL Sesam, 4 EL Mohn

Zubereitung:

1. Den Backofen auf 160°C Umluft vorheizen und ein Backblech mit Backpapier auslegen.

2. Die Nüsse mit den Gewürzen und Kräutern bis auf Mohn und Sesam in den Mixer geben und kurz mixen.

3. Das Öl und das Ei sowie das Wasser dazugeben und nochmals kurz mixen.

4. Die Cracker mit Hilfe eines Löffels auf das Blech geben und mit Mohn und Sesam bestreuen.

5. Alles für 15-20 Minuten backen.

Rosmarin-Erdbeer-Hügel

Zubereitungszeit: 15 Minuten

Schwierigkeitsgrad: Leicht

Zutatenliste für 2 Personen:

300g Mandelmehl, 200ml Sahne, 100g Butter, 70g Flohsamenschalen, 50g Rosmarin, 2 Eier, 1 Würfel Hefe, 1 Prise Zucker, 1 Prise Salz, 100ml warmes Wasser, 300g Erdbeeren

Zubereitung:

1. Den Rosmarin waschen und vom Stiel abziehen, die Nadeln klein hacken.
2. Das Mehl mit Sahne, Butter, Flohsamenschalen, Eier, Hefe und dem Wasser vermischen. Den Rosmarin einkneten.
3. Die Erdbeeren waschen und vom Grün trennen.
4. Den Teig ausrollen. Den Teig in große Kreise ausstechen, so dass immer eine Erdbeere rein passt und bedeckt wird.
5. Den Teig mit der Erdbeere drin auf ein Backblech setzen und den Backofen auf 180°C Umluft vorheizen.
6. Die Rosmarin-Erdbeer-Hügel für 15-20 Minuten backen.

Blutreinigend

Rettich – Raphanus sativus

Der Rettich hat eine lange Reise hinter sich, denn schon im alten Ägypten wurde der Rettich zu Stärkung des Körpers zu sich genommen. In der heutigen Zeit kennt man ihn meist mit Bier und Brezel, jedoch hat dieses Gemüse es Faust dick hinter den Ohren.

Der Rettich wirkt blutreinigend, antibakteriell, krampflösend, bei Leber und Gallenleiden, bei Nierensteinen und vor allem bei Vitamin-C-Mangel wie Skorbut.

Rettich bekommen Sie in jedem Lebensmittelladen, auf dem Wochenmarkt oder in Ihrem Garten, wenn Sie ihn anbauen.

Inhaltsstoffe : Linolensäure, Senfölglykoside, Enzyme, Zink, Schwefel, Kobalt, Mangan, Phosphor, Fluor, Brom, Bor, Mineralstoffe, Senföle, Raphanol

Rettich-Sirup

Zubereitungszeit: 15 Minuten

Schwierigkeitsgrad: Leicht

Zutatenliste für 2 Personen :

1 Schwarzer Rettich, Zucker

Zubereitung:

1. Den Rettich abwaschen und das Grün entfernen. Bei Bedarf den Rettich etwas mit einem Sparschäler schälen.

2. Den Rettich in Stücke schneiden und in ein Glas oder eine Dose füllen. Den Zucker über den Rettich streuen, bis dieser von allen Seiten bedeckt ist.

3. Der Zucker verflüssigt sich und der Sirup ist fertig. Den Sirup in ein sauberes Gefäß umfüllen und im Kühlschrank lagern.

4. Im Kühlschrank hält der Sirup etwa 4 Wochen.

Rettich-Apfel-Salat

Zubereitungszeit: 15 Minuten

Schwierigkeitsgrad: Leicht

Zutatenliste für 4 Personen:

250g Rettich, 150g Paprika Grün, 200g Äpfel, 50g Walnusskerne, 2 EL Apfelessig, 3 EL Apfelsaft, Salz, Pfeffer, 1 Prise Zucker, 3 EL Öl

Zubereitung:

1. Den Rettich schälen und in dünne Stifte schneiden.
2. Die Paprika waschen und die Kerne sowie den Strunk entfernen. Die Paprika in dünne Streifen schneiden.
3. Die Äpfel waschen und schälen, den Strunk und das Kerngehäuse entfernen. Die Äpfel in Viertel teilen und diese dann in Scheiben schneiden.
4. Die Walnusskerne klein hacken und darüber geben.
5. Den Apfelsaft mit Essig, Salz, Pfeffer und Zucker vermischen und über den Salat geben.

Rettich-Tee

Zubereitungszeit: 15 Minuten

Schwierigkeitsgrad: Leicht

Zutatenliste für 2 Personen:

500ml Wasser, 4-6 Blätter vom Rettich, 2 Stängel Pfefferminze

Zubereitung:

1. Die Rettichblätter und die Pfefferminze in den Topf mit dem Wasser geben.
2. Das Wasser aufkochen und den Tee 15 Minuten ziehen lassen.
3. Die Blätter und Stängel aussieben.

Rettichsalat

Zubereitungszeit: 15 Minuten

Schwierigkeitsgrad: Leicht

Zutatenliste für 2 Personen:

2 Rettich-Kugeln oder -Stangen, 1 Prise Salz, 1 Prise Pfeffer

Zubereitung:

1. Den Rettich abwaschen und das Grün entfernen. Bei Bedarf den Rettich etwas mit einem Sparschäler schälen.

2. Den Rettich über einer Reibe in eine Schüssel reiben und mit Salz und Pfeffer würzen.

3. Den Rettich für 30 Minuten ziehen lassen und mit den Händen leicht ausdrücken.

Antibakteriell

Die Zwiebel

Die Zwiebel wird in vielen Gerichten serviert, doch auch ihre Heilwirkung ist nicht zu unterschätzen.

Die Zwiebel ist in jedem Lebensmittelladen zu erhalten, ebenso auf Wochenmärkten oder selbst angebaut im Garten.

Die Zwiebel wirkt antibakteriell und entzündungshemmend.

Die genauen Anleitungen, um die Zwiebel zu nutzen, finden sie nachfolgend.

Zwiebel-Salat

Zubereitungszeit: 15 Minuten

Schwierigkeitsgrad: Leicht

Zutatenliste für 2 Personen:

2 Zwiebel, 1 Glas Wiener Würstchen, 4 EL Mayonnaise, 1 Gewürzgurke, Salz, Pfeffer, 1 TL Essig

Zubereitung:

1. Die Zwiebel schälen und klein hacken.
2. Die Mayonnaise mit Salz, Pfeffer und Essig verrühren und die Zwiebeln unterheben.
3. Die Würstchen abtropfen lassen und in Scheiben schneiden.
4. Den Salat für 30 Minuten ziehen lassen.

Ahorn

Der Ahorn ist wohl einer der bekanntesten Bäume dank seiner Blattform. Doch wussten Sie, welche bezaubernde Wirkung der Ahorn mit sich bringt?

Darüber hinaus ist Ahorn mit seiner abschwellenden Wirkung sehr beliebt bei Verletzungen. Er hilft bei Fieber, Geschwüren, Insektenstichen, Wadenkrämpfen, Prellungen und hat eine antibakterielle Wirkung.

Die Ahornblätter – vor allem die jungen – kann man selbst pflücken oder in der Apotheke bekommen.

Inhaltsstoffe: Saponine, Gerbstoffe, Flavonoide, Eiweiße, Mineralien, Calcium, Magnesium, Mangan, Eisen

Ahorn-Tinktur

Anwendung: 2-3 mal täglich 15 Tropfen einnehmen

Anwendung Äußerlich: Kompresse, Teilbad, Waschung, Pur, Cremen

Zutaten: 1 Liter Doppelkorn 40%, 50g Ahorn Blätter, 20g Rinde

Zubereitung:

1. Füllen Sie die Blätter und die Rinde in ein Schraubglas.
2. Lassen Sie genügend Platz, um alles mit dem Doppelkorn aufzufüllen.
3. Das Glas verschließen und sechs Wochen an einem warmen Ort ziehen lassen.
4. Nach der angegebenen Zeit wird die Tinktur gefiltert. Hierfür eignet sich ein feines Sieb oder ein Kaffeefilter.
5. Nun die Tinktur in einer dunklen Flasche kühl lagern. So hält sich die Tinktur mindestens 1 Jahr.

Ahorn-Tee

Zubereitungszeit: 15 Minuten

Schwierigkeitsgrad: Leicht

Zutatenliste für 2 Personen:

500ml Wasser, 20g Ahornblätter

Zubereitung:

1. Die Blätter reinigen und klein hacken.
2. Die Blätter und das Wasser aufkochen und 10 Minuten ziehen lassen.
3. Den Tee durch ein Sieb in die Tassen füllen.

Ahorn-Honig

Zubereitungszeit: 15 Minuten

Schwierigkeitsgrad: Leicht

Zutatenliste für 2 Personen:

1 Glas Bienenhonig, 20g Ahorn Blätter

Zubereitung:

1. Die Blätter reinigen und klein hacken.
2. Die Blätter unter den Honig heben und darauf achten, dass alles mit dem Honig bedeckt ist.
3. Den Honig ca. 2 Wochen ziehen lassen.

Zitronenmelisse – Melissa officinalis

Die Zitronenmelisse hat einen fruchtigen Zitronengeschmack.

Darüber hinaus wirkt die Zitronenmelisse nicht nur antibakteriell, anregend, schleimlösend und harntreibend, sondern auch entspannend. Sie wird ebenfalls eingesetzt bei Lippenherpes, Blähungen sowie bei Magen- und Darmbeschwerden.

Die Zitronenmelisse bekommen Sie in fast jedem Lebensmittelladen sowie auf Wochenmärkten, in der Apotheke und wenn gewünscht, ist sie leicht im eigenen Garten anzubauen.

Inhaltsstoffe : Ätherische Öle, Citral, Geraniel, Neral, Citronellal, Kaffeesäure.

Zitronenmelissen-Tinktur

Anwendung: 2-3 mal täglich 15 Tropfen einnehmen

Anwendung Äußerlich: Kompresse, Teilbad, Waschung, Pur, Cremen

Zutaten: 1 Liter Doppelkorn 40%, 50g Zitronenmelissen-Blätter

Zubereitung:

1. Füllen Sie die Melissenblätter in ein Schraubglas.
2. Lassen Sie genügend Platz, um die Blätter mit dem Doppelkorn aufzufüllen.
3. Das Glas verschließen und sechs Wochen an einem warmen Ort ziehen lassen.
4. Nach der angegebenen Zeit wird die Tinktur gefiltert. Hierfür eignet sich ein feines Sieb oder auch ein Kaffeefilter.
5. Nun die Tinktur in einer dunklen Flasche kühl lagern. So hält sich die Tinktur mindestens 1 Jahr.

Zitronenmelissen-Tee

Zubereitungszeit: 15 Minuten

Schwierigkeitsgrad: Leicht

Zutatenliste für 2 Personen:

500ml Wasser, 25g Zitronenmelissen-Blätter

Zubereitung:

1. Die Blätter mit dem Wasser aufkochen und 10 Minuten ziehen lassen.
2. Den Tee durch ein Sieb in die Tassen füllen.

Sternanis – Illicium verum

Der Sternanis wird in der heutigen Zeit meist mit Weihnachten und Glühwein sowie mit manchem Gebäck in Verbindung gebracht.

Darüber hinaus ist der Sternanis eine wahre Wunderwaffe. Er wirkt nicht nur antibakteriell, anregend, schleimlösend und harntreibend, sondern auch entspannend. Der Wirkstoff Shikimisäure ist einer der Grundlagen für Grippemittel und in Anis enthalten.

Sternanis bekommen Sie in jedem Lebensmittelladen, auf dem Wochenmarkt oder in der Apotheke.

Inhaltsstoffe: Shikimisäure, Anethol, ätherische Öle, Anisol, Foeniculin, Cineol, Gerbsäure, Limonen, Linalool, Rutin, Saponine, Safrol, Kamphen, Terpene

Sternanis-Kaffee

Zubereitungszeit: 15 Minuten

Schwierigkeitsgrad: Leicht

Zutatenliste für 2 Personen:

Kaffee ihrer Wahl, 2 Sternanis, 2 Stück Würfelzucker

Zubereitung:

1. Die entsprechende Größe der Kaffeekanne nehmen und das Kaffeepulver abmessen.

2. Die Sternanis-Sterne sowie den Zucker auf den Kaffee setzen und das Wasser durchlaufen lassen. Wer keinen Zucker mag, darf ihn gerne weglassen.

Sternanis-Gewürzzucker

Zubereitungszeit: 15 Minuten

Schwierigkeitsgrad: Leicht

Zutatenliste für 2 Personen:

1 Stange Zimt, 2 Sternanis, 4 Gewürznelken, 150g Zucker, 2 tL Ingwerpulver

Zubereitung:

1. Die Zutaten zusammen mischen.
2. Die Zutaten in ein Glas mit Schraubverschluss geben und 14 Tage ziehen lassen.
3. Der Zucker eignet sich für Süßspeisen, Tee oder auch für Ihren Kaffee.

Sternanis-Tee

Zubereitungszeit: 15 Minuten

Schwierigkeitsgrad: Leicht

Zutatenliste für 2 Personen:

500ml Wasser,2 Sternanis, 3 Kapseln Kardamom, 1 Zimtstange, 1 Orange Bio

Zubereitung:

1. Die Orange in Scheiben schneiden und mit der Schale und den Kernen in den Topf geben.
2. Die anderen Zutaten hinzufügen und das Wasser darüber gießen. Alles aufkochen und 10-15 Minuten ziehen lassen.
3. Die Zutaten heraussieben und den Tee genießen.

Sternanis-Tinktur

Anwendung: 2-3 mal täglich 15 Tropfen einnehmen

Anwendung Äußerlich: Kompresse, Teilbad, Waschung, Pur, Cremen

Zutaten: 1 Liter Doppelkorn 40%, 6-8 Sternanis

Zubereitung:

1. Füllen Sie den Sternanis in ein Schraubglas.
2. Lassen Sie genügend Platz, um den Anis mit dem Doppelkorn aufzufüllen.
3. Das Glas verschließen und sechs Wochen an einem warmen Ort ziehen lassen.
4. Nach der angegebenen Zeit wird die Tinktur gefiltert. Hierfür eignet sich ein feines Sieb oder auch ein Kaffeefilter.
5. Nun die Tinktur in einer dunklen Flasche kühl lagern. So hält sich die Tinktur mindestens 1 Jahr.

Übelkeit und Erbrechen

Lavendel – Lavandula angustifolia

Der Lavendel weckt viele Erinnerungen, lässt Bilder vor unseren Augen entstehen von blühenden lila Feldern oder von Oma und ihren Duftsäckchen. 2008 wurde der Lavendel zur Heilpflanze des Jahres ernannt.

Doch genau dieser Lavendel ist auch fähig, uns bei Übelkeit und Erbrechen zu helfen. Er wirkt genauso antiseptisch, bei Nervosität, Hautreizungen und Kopfschmerzen.

Verwendet werden die Blüten.

Der echte Lavendel lässt sich auch in Ihrem Garten anbauen, ansonsten ist er in manchen Lebensmittelmärkten und auf Wochenmärkten zu finden sowie in der Apotheke und in Onlineshops.

Inhaltsstoffe: Ätherisches Öle, Kampfer, Cineol

Achtung: Nicht für Kinder unter 2 Jahre und Schwangere geeignet!

Lavendel-Tinktur

Anwendung: 2-3 mal täglich 25 Tropfen einnehmen

Anwendung Äußerlich: Kompresse, Teilbad, Waschung, Pur, Cremen

Zutaten: 1 Liter Alkohol aus der Apotheke 70 %, 100g Blüten

Zubereitung:

1. Füllen Sie den Lavendel in ein Schraubglas.
2. Lassen Sie genügend Platz, um den Lavendel mit dem Doppelkorn aufzufüllen.
3. Das Glas verschließen und sechs Wochen an einem warmen Ort ziehen lassen.
4. Nach der angegebenen Zeit wird die Tinktur gefiltert. Hierfür eignet sich ein feines Sieb oder auch ein Kaffeefilter.
5. Nun die Tinktur in einer dunklen Flasche kühl lagern. So hält sich die Tinktur mindestens 1 Jahr.

Lavendel-Sirup für Limonade

Zubereitungszeit: 15 Minuten

Schwierigkeitsgrad: Leicht

Zutatenliste für 2 Personen:

1 Zitrone, 25g Zucker, 1 EL Lavendelblüten, 1/4L Wasser, Wasser mit Sprudel

Zubereitung:

1. Die Zitrone heiß abwaschen, trocken reiben, halbieren und auspressen.
2. Die Zitronenschale mit dem Zucker und 1/4 Liter Wasser aufkochen.
3. Den Topf vom Herd nehmen und den Zitronensaft sowie die Lavendelblüten in den Topf geben und ca. 1 Stunde abkühlen lassen.
4. Den Sirup durch ein Sieb gießen und in saubere Flaschen abfüllen. Der Sirup hält sich im Kühlschrank ca. 2 Wochen und kann mit Mineralwasser aufgegossen werden.

Ingwer – Zingiber Officinale

Der Ingwer hat an Beliebtheit in Mitteleuropa stark zugenommen. Durch seinen leicht scharfen Zitronengeschmack fügt sich der Ingwer in viele Gerichte, als Tee oder auch zum Salat ein. Doch nicht nur sein Geschmack macht ihn so beliebt. Auch seine Wirkung gegen Übelkeit lässt ihn auf der Liste der beliebten Hausmittel ganz Oben stehen.

Bei **akuter Übelkeit** hilft es, eine dünne Scheibe Ingwer roh zu kauen.

Verwendet werden die Knollen.

Der Ingwer ist erstaunlich leicht zu vermehren oder heranzuziehen, wächst jedoch in freier Form hier noch recht selten.

Inhaltsstoffe: Ätherisches Öle, Gingerol, Shogaol, Zinigberen

Den Ingwer bekommen Sie in fast jedem Lebensmittelladen.

Ingwer-Tinktur

Anwendung: 2-3 mal täglich 15 Tropfen einnehmen

Anwendung Äußerlich: Kompresse, Teilbad, Waschung, Pur, Cremen

Zutaten: 1 Liter Doppelkorn 40%, 50g Ingwer

Zubereitung:

1. Reinigen Sie den Ingwer mit Hilfe eines feuchten Tuches. Geben Sie den Ingwer über eine Reibe in ein Schraubglas.

2. Lassen Sie genügend Platz, um den Ingwer mit dem Doppelkorn aufzufüllen.

3. Das Glas verschließen und sechs Wochen an einem warmen Ort ziehen lassen.

4. Nach der angegebenen Zeit wird die Tinktur gefiltert. Hierfür eignet sich ein feines Sieb oder ein Kaffeefilter.

5. Nun die Tinktur in einer dunklen Flasche kühl lagern. So hält sich die Tinktur mindestens 1 Jahr.

Durchblutungsfördernd

Bärlauch-Pesto

Zubereitungszeit: 15 Minuten

Schwierigkeitsgrad: Leicht

Zutatenliste für 2 Personen:

15 frische Bärlauchblätter, 1 Zwiebel, 100ml Öl, Saft einer Zitrone, 1 Prise Salz, 30g Parmesan, 20g Pinienkerne

Zubereitung:

1. Den Bärlauch waschen und abtropfen lassen.
2. Den Bärlauch mit dem Öl und dem Saft der Zitrone sowie dem Parmesan und dem Salz in den Mixer geben.
3. Die Zwiebel schälen und halbieren und ebenfalls in den Mixer geben. Die Pinienkerne hinzufügen und alles zu einem Pesto mixen.
4. Das Pesto hält sich ca. 4 Tage im Kühlschrank.

Bärlauch gilt als wildes Gemüse für einen gesunden Blutdruck und elastische Gefäße. Sowohl die Knolle als auch die Blätter finden ihre Verwendung in der Küche. Bärlauch enthält Mineralsalze, Schleimstoffe, Zucker sowie Vinylsulfid und ätherische Öle. Neben seinen Fähigkeiten für den Blutdruck hat Bärlauch eine erstaunliche Wirkung auf Galle, Darm, Magen, Leber und Niere.

Bärlauchbutter

Zubereitungszeit: 15 Minuten

Schwierigkeitsgrad: Leicht

Zutatenliste für 2 Personen:

60g Bärlauch, 250g Butter, Prise Salz, Prise Pfeffer

Zubereitung:

1. Den Bärlauch waschen und abtropfen lassen.
2. Den Bärlauch mit der weichen Butter, dem Salz und dem Pfeffer in einen Mixer geben und zu Butter verarbeiten.
3. Die weiche Butter in ein Gefäß geben und in den Kühlschrank stellen.

Bärlauch gilt als wildes Gemüse für einen gesunden Blutdruck und elastische Gefäße. Sowohl die Knolle als auch die Blätter finden ihre Verwendung in der Küche. Bärlauch enthält Mineralsalze, Schleimstoffe, Zucker sowie Vinylsulfid und ätherische Öle. Neben seinen Fähigkeiten für den Blutdruck hat Bärlauch eine erstaunliche Wirkung auf Galle, Darm, Magen, Leber und Niere.

Orangensaft

Zubereitungszeit: 15 Minuten

Schwierigkeitsgrad: Leicht

Zutatenliste für 2 Personen:

4 Orangen, 5g Ingwer, 1 Apfel

Zubereitung:

1. Den Ingwer schälen.
2. Den Apfel waschen und halbieren, den Strunk sowie das Kerngehäuse heraus lösen und mit dem Ingwer in einen Mixer geben. Beides gut durch mixen.
3. Die Orangen halbieren und auspressen. Mit dem Ingwer und dem Apfel vermischen.

Orangen enthalten Antioxidantien und Aggregationshemmer, welche die Zusammenballung von Blutplättchen vorbeugen und somit die Durchblutung verbessern. Die Orange verhindert ebenfalls die Bildung von Gerinnseln und beugt Arteriosklerose vor.

Avocado-Guacamole

Zubereitungszeit: 15 Minuten

Schwierigkeitsgrad: Leicht

Zutatenliste für 2 Personen:

1 Avocado, 1 Chili, 1 Limette, Salz und Pfeffer, 1 Tomate, 3 Knoblauchzehen

Zubereitung:

1. Die Chili und die Tomate abwaschen und abtropfen lassen, beides halbieren und die Kerne sowie jeweils den Strunk entfernen. Die Tomate sowie die Chili klein hacken.

2. Die Knoblauchzehen schälen und durch eine Presse geben.

3. Die Avocado aufschneiden und den Kern heraus lösen. Das Fruchtfleisch in eine Schale geben und mit Hilfe einer Gabel zu Brei drücken. Salz und Pfeffer hinzufügen.

4. Den Knoblauch, die Chili und die Tomate unterheben und ziehen lassen.

Durch die ungesättigten Fettsäuren in der Avocado wirkt sie nicht nur entzündungshemmend, sondern verhindert auch das Verklumpen der Blutplättchen und sorgt somit für eine bessere Durchblutung.

Knoblauch-Pfanne

Zubereitungszeit: 15 Minuten

Schwierigkeitsgrad: Leicht

Zutatenliste für 2 Personen:

4 Knoblauchzehen, 500g Rinder Minutensteaks, 4 EL Öl, 1 Zwiebel, 1 Baguette

Zubereltung:

1. Das Baguette aufschneiden und zur Seite stellen.
2. Die Knoblauchzehen schälen und durch eine Presse pressen.
3. Die Rinder-Minutensteaks in Streifen schneiden und mit dem Öl und dem Knoblauch in die Pfanne geben.
4. Die Zwiebel schälen und in Ringe schneiden. Die Ringe in die Pfanne dazu geben und alles garen.
5. Die Steaks mit Knoblauch und Zwiebeln sowie dem Baguette genießen.

Knoblauch besitzt Adenosin, und Adenosin ist der beste Helfer, wenn es um die Durchblutung geht. Die Knolle schützt ihre Gefäßinnenwände und beugt Ablagerungen vor.

Sonnenblumenbrot

Zubereitungszeit: 20 Minuten

Schwierigkeitsgrad: Leicht

Zutatenliste für 1 Brot :

250g Weizenmehl, 250g Roggenmehl, 1 EL Zucker, 1 EL Salz, 1 Packung Trockenhefe, 3 EL Sonnenblumen Öl, 150g Sonnenblumenkerne

Zubereitung:

1. Den Zucker und das Mehl sowie Salz und Trockenhefe in einer Schüssel mischen.

2. Das Öl und 250ml lauwarmes Wasser zu den Zutaten geben und mit den Händen oder einem Handrührer mit Knethaken alles gut verkneten.

3. Die Hälfte der Sonnenblumenkerne unterkneten und den Teig 60 Minuten gehen lassen.

4. Die Brotform einfetten. Die Sonnenblumenkerne auf einer Arbeitsplatte auslegen, den Teig zu einem Brot formen und ihn darin drehen, bis alle Seiten von Kernen bedeckt sind.

5. Das Brot in die Form setzen und bei 210°C Umluft für 15 Minuten backen. Den Ofen auf 180°C Umstellen und das Brot weitere 30 Minuten backen.

Sonnenblumenkerne enthalten Vitamin E. Dieser Vitalstoff kann Ablagerungen in den Blutgefäßen verhindern.

Lachs aus dem Ofen

Zubereitungszeit: 15 Minuten

Schwierigkeitsgrad: Leicht

Zutatenliste für 2 Personen:

500g Lachs, 4 EL Sojasauce, 2 EL Zucker, 2 EL Wasser, 3 TL Öl, Zitronenpfeffer, 1 Knoblauchzehe, Salz

Zubereitung:

1. Den Lachs mit Zitronenpfeffer und Salz würzen.
2. Die Knoblauchzehe schälen und durch eine Presse geben.
3. Die Sojasauce mit Zucker, Wasser, Knoblauch und Öl vermischen. Den Fisch in einen Zip-Beutel geben und mit der Marinade vermischen. Für 2 Stunden ziehen lassen.
4. Den Fisch danach aus der Tüte nehmen und in eine Auflaufform geben.
5. Den Backofen auf 180°C vorheizen und den Lachs für 6 Minuten von jeder Seite garen.

Durch den hohen Anteil an Omega-3-Fettsäuren wirkt Lachs durchblutungsfördernd.

Rachen- und Halserkrankungen

Salbei – Salvia officinalis

Der Salbei gehört heute fast in jeden Garten. Seine größte Kraft gilt dem Zusammenziehen und Desinfizieren. Bei Halsschmerzen und Halsentzündungen jeder Art ist er dadurch die Pflanze der ersten Wahl.

Der Salbei kann gleichzeitig bei Zahnfleischbluten sowie Zahnfleischentzündungen und Raucherhusten helfen.

Salbei bekommen Sie in guten Reformhäusern sowie in der Apotheke oder auf dem Wochenmarkt.

Inhaltsstoffe : Zink, Thymol, Sanibol, Pinen, Flavonoiode, Fumarsäure, Salviol, Betulin, Asparagin, CArbosinsäure, Kampfer, ätherische Öle, Menthol, Limonen, Harz, Ledol, Gerbstoffe, Gerbsäure

Salbei-Hähnchen

Zubereitungszeit: 15 Minuten

Schwierigkeitsgrad: Leicht

Zutatenliste für 2 Personen:

3 TL Salbeiblätter, 500g Hähnchenbrust, 1 Orange, 3 Stangen Grüner Spargel, Reis, Salz, Pfeffer, 1 EL Butter

Zubereitung:

1. Die Salbeiblätter klein hacken.
2. Den Spargel waschen und die holzigen Enden entfernen. Den Spargel in Stücke schneiden.
3. Die Orange schälen und das Fruchtfleisch in Scheiben schneiden.
4. Die Hähnchenbrust waschen und abtropfen lassen. Die Hähnchenbrust in Stücke schneiden.
5. Die Hähnchenbrust mit dem Salbei und dem Spargel anbraten.
6. Den Reis nach Anleitung kochen.
7. Die Butter in die Pfanne geben und das Gericht mit den Gewürzen würzen.

Salbei-Gurgelwasser

Zubereitungszeit: 15 Minuten

Schwierigkeitsgrad: Leicht

Zutatenliste für 1 Person:

3 TL Salbeiblätter, 250ml Wasser

Zubereitung:

1. Die Salbeiblätter in einen Topf geben.
2. Das Wasser darüber gießen und 10 Minuten ziehen lassen.
3. Die Lösung durch ein Sieb geben und mehrmals am Tag damit gurgeln.

Salbei-Bonbons

Zubereitungszeit: 15 Minuten

Schwierigkeitsgrad: Leicht

Zutatenliste für 1 Personen:

10g Salbeiblätter frisch, 100g Zucker

Zubereitung:

1. Die Salbeiblätter so fein wie möglich schneiden.
2. Den Zucker in einen kleinen Topf geben und bei mittlerer Hitze schmelzen.
3. Die Salbeiblätter hinzufügen und umrühren. Den Topf von der Herdplatte nehmen.
4. Die Zuckermasse auf Backpapier geben, am besten Hilfe eines Löffels.
5. Wenn man fertig ist, nimmt man das erste Bonbon vom Backpapier und rollt es zwischen den Händen zu einer Kugel oder der Form seiner Wahl.

Efeu

Der Efeu, wer kennt ihn nicht? Viele verteufeln ihn und dennoch kann er so nützlich sein.

Der Efeu wächst zum Leidwesen vieler von Ihnen so gut wie überall und wo er einmal ist, bleibt er meist auch. Doch freuen Sie sich, denn abgesehen von der bekannteren Art, Efeu als Waschmittel zu nutzen, hat Efeu noch ganz erstaunliche Merkmale.

Bis 2005 wurden mehrere Mittel mit Efeu-Extrakten verordnet. Durch das Ausscheiden der Phytoteralpeutika aus dem Verordnungskatalog verschwanden auch die nützlichen Efeu-Mittel immer mehr in den Hintergrund.

Efeu ist eine Geheimwaffe bei Husten, Halsschmerzen, Bronchialerkrankungen sowie auch bei Gallen- oder Leberproblemen. Doch auch äußerlich kann er bei Verbrennungen eine wahre Hilfe sein.

Inhaltsstoffe : Hederacosid C, Triterpensaponine, Rutin, Kampfer, Polyine, Sterole, Scopolin, Sitosterol

Efeu-Tee

Zubereitungszeit: 15 Minuten

Schwierigkeitsgrad: Leicht

Zutatenliste für 1 Personen:

1 TL Efeublätter, 1 TL Honig, 250ml heißes Wasser

Zubereitung:

1. Den Honig mit den Efeublättern in eine Tasse geben.
2. Das Wasser darüber gießen und 10 Minuten ziehen lassen.
3. Den Tee durch ein Sieb geben.

Nicht mehr als 1 Tasse am Tag !

Lindenblüten – Tilia grandifolia – Tilia cordata

Die Linde gilt seit langer Zeit als einer der wichtigsten Heilpflanzen. Neben ihrer Möglichkeit, den Blutdruck zu senken, helfen die Blüten wundervoll bei Erkältungen.

Die Linde wurde früher in jeden Ort gestellt, meist neben die Amtsgebäude. Neben ihren bereits genannten Fähigkeiten werden die Lindenblüten auch für Sodbrennen, Darmentzündungen, Wunden, Rheuma und vieles mehr benutzt.

Inhaltsstoffe : Farnesol, Flavonglykoside, Gerbstoffe, Gerbsäure, ätherisches Öl, Schleim, Saponine

Die Lindenblüten bekommen Sie in guten Reformhäusern sowie in der Apotheke und im Onlinemarkt. Sollten Sie einen Lindenbaum haben, können Sie diese natürlich auch selbst ernten.

Lindenblüten-Tinktur

Anwendung: 2-3 mal täglich 15 Tropfen einnehmen

Anwendung Äußerlich : Kompresse, Teilbad, Waschung, Pur, Cremen

Zutaten: 1 Liter Doppelkorn 40%, 2-3 Handvoll Lindenblüten

Zubereitung:

1. Reinigen Sie die Lindenblüten, indem Sie die Blumenköpfe auf einem Gitter für 2 Stunden liegen lassen und füllen Sie diese danach in ein Schraubglas.

2. Lassen Sie genügend Platz, um die Lindenblüten mit dem Doppelkorn aufzufüllen.

3. Das Glas verschließen und sechs Wochen an einem warmen Ort ziehen lassen.

4. Nach der angegebenen Zeit wird die Tinktur gefiltert. Hierfür eignet sich ein feines Sieb sowohl auch ein Kaffeefilter.

5. Nun die Tinktur in einer dunklen Flasche kühl lagern. So hält sich die Tinktur mindestens 1 Jahr.

Lindenblüten-Tee

Zubereitungszeit: 15 Minuten

Schwierigkeitsgrad: Leicht

Zutatenliste für 2 Personen:

3 EL Lindenblüten, 1 TL Honig, 500ml heißes Wasser

Zubereitung:

1. Den Honig mit den Lindenblüten in einen Topf geben.
2. Das Wasser darüber gießen, aufkochen und 10 Minuten ziehen lassen.
3. Den Tee durch ein Sieb geben.

Lindenblüten-Sirup

Zubereitungszeit: 15 Minuten

Schwierigkeitsgrad: Leicht

Zutatenliste für 2 Personen:

100g Lindenblüten, 500ml Wasser, 300g Zucker, 1 Zitrone

Zubereitung:

1. Die Lindenblüten mit dem Zitronensaft und dem Wasser in einen Topf geben und aufkochen.
2. Den Zucker hinzufügen und die Hitze reduzieren.
3. Alles bei schwacher Hitze einkochen lassen.
4. Wenn sich Fäden am Löffel bilden, ist der Sirup fertig und kann abgefüllt werden. Eignet sich als Brotaufstrich sowie als Teezusatz.

Kamille – Matricaria chamomilla

Die Kamille ist seit Jahren eines der beliebtesten Heilkräuter. Sie kann für viele Arten von Beschwerden eingesetzt werden. Von Magen- und Darmprobleme bis hin zu Schmerzlinderungen.

Die Kamille wächst auf vielen Wiesen, am Wegesrand sowie auf Lichtungen.

Inhaltsstoffe : Borneol, Umbelliferon, Thujon, Schwefel, Salizylsäure, Oleanolsäure, Chamazulen, Herniarin, Azulen, Apiin, Flavon, Gerbstoffe, Gerbsäure, Harz, Cumarin, Werg, Farnesol, Cumarin

Wenn Sie die Kamille selber sammeln wollen, achten Sie bitte auf eine saubere Umgebung. Die Kamille ist in jeder Apotheke erhältlich.

Kamille-Tinktur

Anwendung: 2-3 mal täglich 15 Tropfen einnehmen

Anwendung Äußerlich: Kompresse, Teilbad, Waschung, Pur, Cremen

Zutaten: 1 Liter Doppelkorn 40%, 2-3 Handvoll Kamille Köpfe

Zubereitung:

1. Reinigen Sie die Kamille, indem Sie die Blumenköpfe auf einem Gitter für 2 Stunden liegen lassen und füllen Sie diese danach in ein Schraubglas.

2. Lassen Sie genügend Platz, um die Kamille mit dem Doppelkorn aufzufüllen.

3. Das Glas verschließen und sechs Wochen an einem warmen Ort ziehen lassen.

4. Nach der angegebenen Zeit wird die Tinktur gefiltert. Hierfür eignet sich ein feines Sieb oder auch ein Kaffeefilter.

5. Nun die Tinktur in einer dunklen Flasche kühl lagern. So hält sich die Tinktur mindestens 1 Jahr.

Großmutters Tipps

Rosmarintee gegen Herzprobleme

Der Rosmarin ist seit alters eines der beliebten Heilkräuter bei Herzproblemen und auch die Durchblutung wird sanft gefördert.

Die einfachste Form ist der Tee.

Dafür 1 TL Rosmarin und 150ml heißes Wasser in eine Tasse geben. Diesen Tee für 10 Minuten ziehen lassen und morgens sowie mittags eine Tasse trinken.

Abends empfiehlt es sich nicht, da es zu Einschlafproblemen führen kann.

Den Rosmarin erhalten Sie in jedem Lebensmittelmarkt sowie in der Apotheke und auf dem Wochenmarkt.

Wadenwickel

Die Wadenwickel sind wohl das bekannteste Hausmittel gegen Fieber. Doch hier ist Vorsicht geboten, denn stimmt die Temperatur der Wickel nicht, kann man schnell das Fieber nach oben statt nach unten bringen.

Bei Wadenwickel muss darauf geachtet werden, dass der restliche Körper warm bleibt.

Sie sollten ab einer Körpertemperatur von 39°C angewandt werden.

Dafür kleinere Handtücher in lauwarmes Wasser geben und um die Waden sowie die Handgelenke wickeln. Sollten sich die Tücher erwärmt haben, diese erneut in das lauwarme Wasser geben, abkühlen und erneut wickeln.

Die Körpertemperatur dabei beachten.

Quarkwickel gegen Husten

Der Quarkwickel ist so manch einem noch aus der Kindheit bekannt, dennoch verlieren immer mehr Menschen die Erinnerung an ihn. Dabei ist er nicht zu verachten, vor allem bei langanhaltendem Husten.

Für einen Quarkwickel einfach ein Geschirrtuch nehmen und Magerquark in die Mitte des Tuches setzen.

Beide Enden werden dann darüber geschlagen und der Wickel auf Zimmertemperatur erwärmt.

Der Wickel wird auf die Brust gelegt und mit einem Schal befestigt.

Mandel gegen Sodbrennen

Zubereitungszeit: 15 Minuten

Schwierigkeitsgrad: Leicht

Zutatenliste für 1 Person:

1 Handvoll Mandeln

Zubereitung:

Die Mandel langsam zerkauen und nach und nach essen.

Mandeln binden die überflüssige Säure auf angenehme Art.

Schwarzer Tee bei Herpes

Zubereitungszeit: 15 Minuten

Schwierigkeitsgrad: Leicht

Zutatenliste für 1 Person:

100ml Wasser, 3 Teebeutel Schwarzer Tee

Zubereitung:

1. Die Teebeutel mit dem heißen Wasser übergießen und 10 Minuten ziehen lassen.

2. Über den Tag verteilt immer wieder den Tee auf die Stelle tupfen.

Schwarzer Tee eignet sich auch bestens, um einen wunden Baby-Po zu reinigen. Dafür einfach auftupfen und trocknen lassen. Durch die Gerbstoffe verschwindet die Rötung bereits nach zwei bis drei Anwendungen.

Hagebuttentee bei Erkältungen

Zubereitungszeit: 15 Minuten

Schwierigkeitsgrad: Leicht

Zutatenliste für 1 Person:

150ml Wasser, 3 TL Hagebutte

Zubereitung:

1. Die Hagebutte mit dem Wasser in einen Topf geben und aufkochen.

2. Den Tee 15 Minuten ziehen lassen und durch ein Sieb in eine Tasse füllen.

Heusack bei Schmerzen der Gelenke

Zubereitungszeit: 5 Minuten

Schwierigkeitsgrad: Leicht

Zutatenliste für 1 Person:

1 Baumwolltasche, Heublumen

Zubereitung:

Den Beutel füllen, über dem Wasserdampf erhitzen und auf die schmerzende Stelle legen.

Warme Milch mit Honig gegen Halsweh

Zubereitungszeit: 15 Minuten

Schwierigkeitsgrad: Leicht

Zutatenliste für 1 Person:

150ml Milch, 2 TL Honig

Zubereitung:

Die Milch erwärmen und den Honig darin auflösen.

Cola bei Magen- und Darmbeschwerden

Zubereitungszeit: 15 Minuten

Schwierigkeitsgrad: Leicht

Zutatenliste für 1 Person:

1 Liter Cola, 1 Packung Salzstangen

Zubereitung:

1. Die Cola in ein Glas geben und mit einem Löffel die Kohlensäure heraus rühren.

2. Die Cola mit den Salzstangen genießen.

Die Cola und das Salz helfen, den Elektrolytehaushalt wieder aufzubauen.

Zitronen-Öl gegen Sodbrennen

Zubereitungszeit: 5 Minuten

Schwierigkeitsgrad: Leicht

Zutatenliste für 1 Person:

1 EL ÖL, 1 EL Zitronensaft, 5 Tropfen Rosmarin Öl

Zubereitung:

1. Die Öle mischen und den Zitronensaft darunter geben.
2. Alles zusammen langsam auf der Zunge zergehen lassen und runter schlucken.

Lilien – Knolle

Die Lilienknolle ist ein wahres Wundermittel bei Sonnenbrand.

Die Lilienknolle ist reich an Karotin, Vitamin B, Vitamin C und Lipiden.

Die Lilienknolle wird in China gerne als Kraftsuppe zur Stärkung des Immunsystems serviert.

Durch ihre wundervolle Wirkung, der Haut Hitze zu entziehen, ist sie das erste Mittel der Wahl bei Sonnenbrand.

Dafür wird die Knolle einfach aufgeschnitten und über die betroffene Stelle gerieben.

Lavendel-Tee gegen Asthma

Zubereitungszeit: 15 Minuten

Schwierigkeitsgrad: Leicht

Zutatenliste für 1 Person:

150ml heißes Wasser, 2 TL Lavendelblüten

Zubereitung:

1. Die Lavendelblüten mit dem heißen Wasser übergießen und 5 Minuten ziehen lassen.
2. Den Tee durch ein Sieb geben und in eine Tasse füllen.

Essig-Inhalation bei Erkältungen

Zubereitungszeit: 15 Minuten

Schwierigkeitsgrad: Leicht

Zutatenliste für 1 Person:

1 Prise Salz, 4 TL Apfelessig, 1 Liter heißes Wasser

Zubereitung:

1. Die Prise Salz und den Apfelessig in eine Schüssel geben.

2. Mit heißem Wasser aufgießen und den Dampf inhalieren. Sie können sich ein Handtuch über den Kopf hängen, damit der Dampf sich nicht zu schnell verflüchtigt.

Holundertee gegen Schnupfen

Zubereitungszeit: 15 Minuten

Schwierigkeitsgrad: Leicht

Zutatenliste für 1 Person:

2 TL Holunderblüten, 150ml Wasser

Zubereitung:

1. Die Holunderblüten mit heißem Wasser übergießen.

2. Den Tee 15 Minuten ziehen lassen und durch ein Sieb in eine Tasse füllen.

Kirschstiele gegen Durchfall

Zubereitungszeit: 15 Minuten

Schwierigkeitsgrad: Leicht

Zutatenliste für 1 Person:

1 Handvoll Kirschstiele

Zubereitung:

1. Die Kirschstiele mit 500ml Wasser aufkochen und 15 Minuten ziehen lassen.

2. Den Tee über ein Sieb in Tassen füllen.

Geriebener Apfel gegen Durchfall

Zubereitungszeit: 15 Minuten

Schwierigkeitsgrad: Leicht

Zutatenliste für 1 Person:

1 Großer Apfel , 1 Banane

Zubereitung:

1. Den Apfel abwaschen und mit Hilfe einer Reibe auf einen Teller reiben.

2. Die Banane schälen und mit einer Gabel zerdrücken.

3. Den geriebenen Apfel mit der Banane mischen und langsam essen.

Zwiebel-Hustensaft

Zubereitungszeit: 15 Minuten

Schwierigkeitsgrad: Leicht

Zutatenliste für 1 Person:

1 große Zwiebel, Zucker

Zubereitung:

1. Die Zwiebel klein schneiden und in ein Glas mit Schraubdeckel geben.
2. Den Zucker über die Zwiebel streuen und sie gut bedecken.
3. Alles für 3 Stunden stehen lassen. Durch den Zucker entsteht ein Saft, der dann gefiltert und löffelweise als Hustensaft zu sich genommen wird.

Zwiebelsaft gegen Insektenstiche

Zubereitungszeit: 15 Minuten

Schwierigkeitsgrad: Leicht

Zutatenliste für 2 Personen:

1 Zwiebel

Zubereitung:

1. Die Zwiebel schälen und ein Stück der Zwiebel auspressen.
2. Den Saft der Zwiebel auf den Insektenstich geben.

Salzlösung zum Nasenspülen

Das Salz wird in fast jeder Küche verwendet, wir kennen es in unterschiedlichen Varianten. Vom Speisesalz bis hin zum Streusalz.

Viele wissen jedoch nicht um die wirksame Weise von Salz bei Erkältungen.

Bei Kindern sowie bei früher Behandlung ist es durch Salz möglich, einen Einsatz von Antibiotikum zu vermeiden.

1 TL Kochsalz auf 1/2 Liter abgekochtes Wasser geben und umrühren, bis alles aufgelöst ist.

Mit Hilfe einer Nasendusche die Nase 2-3 am Tag spülen.

Sollte keine Nasendusche vorhanden sein, können Sie die Salzlösung in die hohle gereinigte Hand geben und ein Nasenloch zuhalten, während Sie mit dem anderen Nasenloch die Salzlösung einziehen.

Gewürznelke gegen Zahnschmerzen

Die Nelke lässt sich bei Zahnschmerzen wundervoll lutschen oder kauen, je nach betroffener Stelle kann man auch ein Stück Nelke in die Lücke stecken.

Durch das Eugenol wirkt sie örtlich betäubend und somit schmerzlindernd und antibakteriell.

Die Wirkungszeit von Eugenol liegt zwischen 3-7 Minuten.

Wenn Sie keine Nelken finden, können Sie auch Nelkenöl in Ihrer Apotheke kaufen.

Trotz der guten Wirksamkeit empfiehlt sich ein Zahnarztbesuch.

Flohsamen bei Verstopfung

Die Flohsamenschale enthält wichtige Schleimstoffe. In Verbindung mit Flüssigkeit wie Wasser quellen diese stark auf und nehmen die Flüssigkeit mit in den Darm.

Das führt zu einem Dehnungsreiz und regt die Verdauung an.

Des Weiteren sollen Flohsamenschalen Linderung bei einem Reizdarm verschaffen. Die Wirkung der Samen ist durch Studien belegt, so dass selbst die Europäische Arzneikammer Flohsamenschalen empfiehlt.

Bei einer Verstopfen nehmen Sie 3x täglich 2 TL Flohsamenschalen und lassen Sie in einem Glas Wasser quellen.

Achtung : Nicht für Kinder unter 12 Jahren. Bei zu wenig Flüssigkeit droht ein Darmverschluss!

Zwiebel-Säcke gegen Ohrenschmerzen

Zubereitungszeit: 15 Minuten

Schwierigkeitsgrad: Leicht

Zutatenliste für 1 Person:

1 alte Tennissocke oder ein Leinentuch, 1 Zwiebel

Zubereitung:

1. Die Zwiebel mit ihrer Schale klein schneiden.
2. Die Zwiebel in das Säckchen oder die Socke füllen. Das Zwiebelsäckchen per Wasserdampf erhitzen und auf das Ohr legen.

Haftungsausschluss

Urheberrecht

1. Auflage
Kontakt: JT-Handels-UG/ Berumer Str. 44/ 26844 Jemgum